GUÉRISON

DE LA

PHTHISIE PULMONAIRE

Paris. -- Imprimerie de L. MARTINET, rue Mignon, 2.

GUÉRISON

DE LA

PHTHISIE PULMONAIRE

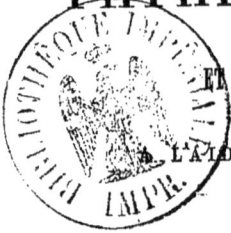

ET MOYENS DE PRÉVENIR CETTE MALADIE

A L'AIDE D'UN TRAITEMENT NOUVEAU

PAR

LE Dr JULES BOYER

Ex-interne des hôpitaux, ex-prosecteur d'anatomie,
Ex-chef des travaux anatomiques,
Ex-chargé du cours de physiologie à l'École de médecine de Clermont ;
Membre de la Société de médecine et de chirurgie pratiques ;
Médecin inscrit de S. M. le roi d'Espagne.

« Un rhume négligé est une phthisie commencée. »

(STOLL.)

« Décréter l'incurabilité de certaines maladies,
c'est sanctionner par une loi la négligence et
l'incurie. »

(BACON.)

PARIS

ADRIEN DELAHAYE, LIBRAIRE-ÉDITEUR

PLACE DE L'ÉCOLE-DE-MÉDECINE

1863

AVANT-PROPOS

En médecine, les progrès sont presque nuls aujourd'hui, parce qu'on craint de paraître ridicule
ou prétentieux en reprenant l'étude de maladies
décrites avec soin par des hommes d'un grand
talent. On oublie trop que ces auteurs se sont atta-
chés spécialement aux idées dogmatiques, et qu'ils
ont fait peu d'efforts pour obtenir la guérison
d'entités morbides qu'ils regardaient d'avance
comme incurables. C'est ce prétexte tyrannique

qui arrête encore, de nos jours, la masse des médecins; ils trouvent qu'il est plus commode de
s'abriter derrière des opinions toutes faites et d'en-
velopper leur indifférence dans le vieux manteau
des traditions, que de se mettre en opposition avec
les princes de la science.

Après Laennec et Louis, on me trouvera donc
bien osé de parler de la *phthisie pulmonaire*, et de
lutter contre le préjugé, mais je n'hésite pas à
prendre la responsabilité de ma conviction.

Mon traitement des tubercules est rationnel, et,
ce qui m'encourage à le publier, ce sont les résultats obtenus.

Dans les cas désespérés, on a tort de subir les
influences systématiques; l'intelligence devrait toujours passer avant la mémoire, et je crois qu'il est
honnête de repousser la thérapeutique consacrée,
lorsqu'on a la certitude qu'elle doit être impuissante. C'est ainsi que j'ai eu le bonheur de guérir
des malades atteints de tétanos traumatique, par
l'iodure de potassium à haute dose; et d'autres,
qui allaient succomber à la résorption purulente,

en leur administrant des vomitifs, répétés d'heure en heure, pendant deux jours.

Si les médecins pouvaient abandonner quelquefois la routine, qu'ils décorent du nom de *saine pratique*, s'ils cessaient d'accepter les idées du maître comme dernière limite du possible et du vrai, avant peu de temps nous n'aurions plus d'affections dites *incurables*.

GUÉRISON

DE LA

PHTHISIE PULMONAIRE

La phthisie pulmonaire est une maladie caractérisée par la présence de tubercules dans le poumon.

Le ramollissement des tubercules détermine les
cavernes et la mort.

L'induration des tubercules et la cicatrisation des
cavernes constituent la guérison de la phthisie.

Ces données étant admises, — parce qu'elles sont
vraies et irréfutables, — on comprendra facilement
que le seul moyen d'enrayer, et même de guérir la
phthisie pulmonaire, n'est pas, comme on le fait depuis trop longtemps, de solliciter la fonte de la matière tuberculeuse dans le but d'obtenir la cicatrisation des excavations pulmonaires, mais bien de la

1

prévenir ou de l'arrêter, de la modifier de telle sorte,
qu'elle devienne à l'abri de toute désorganisation.

Après avoir médité mûrement cette proposition,
j'ai fait des études théoriques et des recherches cli-
niques qui me permettent d'affirmer qu'on peut solidifier les tubercules, faciliter la cicatrisation des
cavernes, et, par conséquent, obtenir la curation de
la phthisie pulmonaire.

Les travaux sur la phthisie sont très nombreux ;
mais, il faut en convenir, beaucoup de faits importants
sont présentés sans interprétation à l'appui, et si l'on
cherche une théorie et une thérapeutique rationnelles,
on reconnaît que ces deux inductions n'existent
nulle part. — Serai-je plus heureux que mes devan-
ciers ? L'avenir se chargera de répondre ; pour le pré-
sent, je prends la liberté d'exposer mes idées. Elles
n'ont pour parrains que ma conviction et les succès
obtenus au lit des malades.

I

ÉTUDE DU TUBERCULE

INDURATION DES TUBERCULES. — Tous les auteurs admettent la transformation spontanée de la matière tuberculeuse en substance crétacée, calcaire, et dans quelques cas, rares il est vrai, en véritable *tissu osseux*. Ces masses crétacées, qu'on rencontre dans les poumons, sont connues depuis longtemps : on en trouve des exemples dans Galien et Paul d'Égine ; Bonnet et Schneck en ont cité un grand nombre ; mais c'est dans ces derniers temps que ces productions morbides ont été étudiées avec le plus de soin. Bayle, Laennec, MM. Andral, Ernest Boudet et surtout Rogée, se sont occupés spécialement de cette question. Sur 100 cadavres de vieilles femmes autopsiées sans aucun choix par Rogée (1) à l'hospice de la Salpêtrière, ce regrettable observateur en a trouvé 51 chez lesquels cette transformation avait eu lieu. Ces 51 femmes avaient été phthisiques, et, chez toutes, cette maladie s'étant terminée heureusement par l'induration des tubercules pulmonaires, leur mort résultait de la vieillesse ou de maladies n'ayant aucun rapport avec la phthisie.

Rogée établit d'abord que la concrétion calcaire et la concrétion crétacée ne sont qu'une seule et même altération, mais à des degrés divers de solidification. Elles coexistent fréquemment dans un même poumon, et il n'est pas rare de trouver, dans ces cas, des indurations crétacées qui contiennent dans leur centre des fragments irréguliers et plus ou moins volumineux de matière calcaire, laquelle est beaucoup plus dure que la matière crétacée. D'autre part, on observe quelquefois, au milieu d'un tubercule bien caractérisé, soit un point crétacé seul, soit une petite masse calcaire au centre, et crétacée autour de ce point central. Ces deux exemples, et surtout le dernier, font voir le passage de l'un à l'autre de ces trois états : *tubercule, concrétion crétacée, concrétion calcaire.*

(1) *Archiv. génér. de méd.,* 3e série, t. V, juin 1839.

Pour Laennec, Louis, et pour tous ceux qui ont étudié cette question, les concrétions représentent une affection tuberculeuse *guérie*, et sont le produit d'un effort de la nature, qui, cherchant à cicatriser les excavations pulmonaires, a déposé avec trop d'exubérance le phosphate de chaux nécessaire à la transformation des cartilages accidentels, dont les fistules et les cicatrices pulmonaires sont le plus souvent formées. M. Natalis Guillot nous a appris qu'à Bicêtre, les quatre cinquièmes au moins des vieillards dont il examinait les poumons après la mort offraient des traces incontestables d'une affection tuberculeuse très ancienne ; enfin, sur 160 femmes ouvertes par M. Beau à la Salpêtrière, 157 présentaient des cicatrices de cavernes au sommet de l'un ou de l'autre poumon.

La guérison de la phthisie peut donc s'effectuer à toutes les périodes. Aussi, m'appuyant sur ces faits authentiques, il m'a semblé plus logique d'imiter la nature ou de lui venir en aide que de répéter sentencieusement «les phthisiques sont incurables». J'ai cherché à favoriser et même à provoquer l'induration de la matière tuberculeuse et la cicatrisation des cavernes. Je crois avoir résolu le problème que je m'étais posé ; pour cela j'ai étudié le tubercule sous toutes ses faces. J'ai cherché à connaître son anatomie pathologique, sa texture microscopique, sa

composition chimique, sa nature, son siége, son étiologie, et enfin les moyens propres à le solidifier, pour
le rendre inerte et complétement inoffensif. Ce travail
est un résumé succinct de mes recherches.

ANATOMIE PATHOLOGIQUE DES TUBERCULES. — D'après
les auteurs modernes, le tubercule dans son premier
degré se présente sous forme de petits corps grisâ-
tres demi-transparents, presque diaphanes et d'une
consistance assez grande. Ils sont plus ou moins
ronds, homogènes, et d'une grosseur qui varie depuis
celle d'un grain de millet jusqu'à celle d'une graine
de chènevis. Ces tubercules naissants sont désignés
par les noms de *tubercules miliaires* par Laennec,
et de *granulations grises* par M. Louis. Parfois leur
volume est tellement ténu, que les granulations sont
presque microscopiques. Lorsque les granulations ont
acquis un certain volume, comme celui d'un noyau
de cerise et même d'une amande, ces corps, en se
réunissant à d'autres tubercules voisins, forment avec
ces derniers des masses plus ou moins volumineuses,
homogènes, blanchâtres ou jaunâtres, d'un aspect
mat, friables, se laissant écraser sous le doigt, comme
du fromage : cet état caractérise le *tubercule cru*.

Au lieu d'être sous forme de granulation, la matière grise dont nous venons de parler, existe quelquefois en masses irrégulières, au milieu desquelles

se montrent des points miliaires ou tout à fait tuberculeux : c'est l'*infiltration tuberculeuse grise* de
Laennec, dont nous rapprocherons l'infiltration dite
gélatiniforme ; dans tous les cas, ces infiltrations se
concrètent et passent à l'état de *matière jaune crue.*
Le fait constant, c'est que la matière grise demi-trans-
parente précède toujours la formation de la substance
tuberculeuse jaune et opaque, et qu'elle en est le
premier degré. Ce point d'anatomie pathologique a
été établi d'une manière péremptoire par les recherches microscopiques des docteurs Schrœder van der
Kolk (1), Carswell (2) et Guillot (3).

TEXTURE MICROSCOPIQUE DU TUBERCULE. — Si l'on
soumet au microscope le tubercule tout à fait commençant, dit M. Rochoux (4), on le voit présenter la
forme d'une production arrondie, globuleuse, mal
circonscrite, ayant de 15 à 20 millimètres de diamètre, noyée en quelque sorte au milieu du tissu
pulmonaire, constamment sain, qui l'entoure. A cet
état on ne peut l'en isoler, l'en extraire, sans enlever,
en les rompant, de nouveaux filaments, débris de
tissu pulmonaire, de vaisseaux et de nerfs qui for-

---

(1) *Observ. anat. path. et pract. argum.* Amsterdam, 1826.
(2) *Cyclopæd. pract. med.* London.
(3) *L'Expérience,* 1838, n° 35.
(4) *Archiv. génér. de méd.,* décembre 1843.

ment autour d'elle une sorte de *tomentum*, de duvet.
Sa couleur, qui, plus tard, deviendra d'un blanc mat
grisâtre, est alors celle de la *gélatine*, ayant une
teinte ou un reflet rosé, d'autant plus prononcé que
le tubercule est plus petit. Si, après l'avoir coupé en
deux, on se contente, comme je l'avais d'abord fait,
d'examiner la surface de la section avec un grossissement de 40 à 50 diamètres, le tissu morbide paraît
homogène comme de la gelée ou de la gomme près
de se durcir. Mais sous un grossissement de 500 à
600 diamètres, il offre un tout autre aspect : on reconnaît alors qu'il est formé par l'entrecroisement de
filaments presque aussi fins que ceux du tissu cellu-
laire, et ne contenant aucun liquide apparent dans
leurs interstices ; leur mode de texture est assez ré-
gulier, et rappelle, à un certain point, celui du cristallin. La coupe de la tumeur offre une couleur
orange très pâle, ayant un reflet comme métallique.

M. Lebert (1) a fait des observations sur le tubercule jaune et friable, et de ses recherches microscopiques il a tiré les conclusions suivantes : il existe des
différences tranchées entre les corpuscules du tubercule
et ceux du pus. Ces derniers sont plus grands, régu-
lièrement sphériques, contenant de un à trois noyaux
et offrant une surface grenue, comme framboisée ;

(1) *L'Expérience,* mars 1844.

ils sont ordinairement libres et isolés, tandis que ceux du tubercule, surtout à l'état cru, sont étroitement unis ensemble. Les globules du cancer sont de deux à quatre fois plus grands et renferment un noyau dans lequel on trouve souvent de un à trois nucléoles.

COMPOSITION CHIMIQUE DES TUBERCULES. — Sur 6 grammes de tubercule commençant, M. Hecht (de Strasbourg) (1) a trouvé les résultats suivants :

	Gram.
Albumine	1,4
Gélatine	1,2
Fibrine	1,8
Eau ou perte	1,6

L'analyse du tubercule à l'état cru, faite par Thenard, est le plus généralement adoptée. Voici cette analyse :

Matière animale (gélatine)	98,00
Phosphate de chaux	1,85
Carbonate de chaux	
Hydrochlorate de soude	0,15
Oxyde de fer	traces

Frappé de l'analogie qui existe entre la composition des tubercules et celle des os, j'ai cherché le rap-

(1) Dans Lobstein, *Traité d'anat. pathol.*, t. I.

port qui pouvait exister entre ces productions morbides et des organes normalement constitués.

Les os, avant leur passage à l'état cartilagineux, renferment les mêmes éléments que les tubercules à l'état naissant. Ils sont composés, comme ces derniers, d'albumine, de gélatine et de fibrine ; plus tard, lorsqu'ils sont durs, ils contiennent les mêmes principes que les tubercules à l'état cru.

Voici l'analyse des os donnée par Berzelius, modifiée d'après celles de Fourcroy, Vauquelin et Hildebrandt :

Matière animale (gélatine).........	32,17
Matière animale insoluble.........	1,13
Phosphate de chaux..............	54,40
Carbonate de chaux..............	11,30
Hydrochlorate de soude...........	1,20
Oxyde de fer..................	traces

Les os et les tubercules ont donc la même composition ; seulement, dans les os, la partie organisée est moins abondante que la partie inorganique, tandis que dans les tubercules, la matière animale l'emporte sur la portion salino-calcaire ; dans les tubercules et dans les os, les molécules gélatineuses ont, avec le temps, de la tendance à céder la place aux molécules calcaires, et l'on sait que dans les tubercules arrivés à l'état de crétation, la matière animale est à la substance dure comme 4 est à 96.

Les tubercules passent par trois états différents ; les os se comportent absolument de la même manière. Trois phases successives caractérisent l'ostéogénie : les os sont d'abord mous et gélatiniformes ; leur consistance augmente graduellement, ils deviennent cartilagineux, et ce dernier état précède l'ossification proprement dite. Au début, les tubercules sont gélatineux, puis ils passent à l'état cru ; enfin ils ont de la tendance à revêtir la forme dure, calcaire.

Dans les tubercules, le dépôt de matière dure a lieu du centre à la circonférence ; dans les os courts, l'ossification procède également du milieu à la périphérie. (Bichat, Cruveilhier.)

La carie est aux os ce que le ramollissement est aux tubercules. Dans les tubercules, le ramollissement commence par le centre ; dans les os courts, la carie débute aussi par le centre.

Ce parallèle entre les tubercules et les os pourrait faire croire, à la première inspection, que le tubercule n'est qu'une molécule osseuse accidentelle, déviée de sa véritable destination, et que le blastème sous-périostal est représenté dans les tubercules par la membrane nourricière ; mais une étude plus approfondie fait voir que ces rapports découlent d'une loi générale que je vais exposer.

Le sang charrie tous les éléments chimiques de l'organisme ; à toutes les époques de la vie, il contient de la *gélatine* et du *phosphate de chaux* dans des proportions définies.

Dans l'état de santé, ces deux substances sont en équilibre ; dans l'état de maladie, cet équilibre est rompu.

Si la gélatine prédomine, nous avons à craindre, soit une maladie des os (carie, ostéomalacie), soit la scrofule avec ramollissement des os, soit surtout la phthisie pulmonaire.

Lorsque les sels calcaires surabondent, ils engendrent une foule de maladies peu connues, telles que la goutte, la gravelle, les calculs, l'ossification des artères, des valvules du cœur, des bronches, des glandes pinéale, thyroïde, mésentérique ; de l'ovaire, de la rate, etc.

L'albuminurie, le diabète sucré, et peut-être toutes les maladies, n'ont d'autre cause que l'élimination par les urines d'une substance qui se trouvait en équilibre avec une autre, et pour laquelle elle avait beaucoup d'affinité dans l'état physiologique.

En parlant des causes de la phthisie, nous verrons qu'on peut les rattacher toutes au même phénomène, c'est-à-dire à l'insuffisance des sels calcaires dans le torrent de la circulation. Dans le catarrhe des bronches et dans la pneumonie, nous savons que l'élimination des sels terreux s'effectue par la sécrétion urinaire. La gélatine, qui alors se trouve libre en quelque sorte, est rejétée au dehors par les bronches, et constitue les crachats gélatiniformes qu'on remarque dans ces affections, Si, au lieu de passer du sang dans les ramifications bronchiques, la gélatine est déposée dans le parenchyme pulmonaire, il en résulte soit des granulations grises, soit de vastes infiltrations gélatiniformes qui constituent le premier acte de la phthisie.

NATURE DU TUBERCULE. — La lecture des auteurs nous laisse dans le doute le plus complet sur la nature du tubercule. Les idées théoriques qu'ils émettent peuvent être ingénieuses, mais elles sont toutes facilement réfutables. Pour Fourcroy et Baumès, le tubercule est dû à une trop grande abondance d'oxygène ; pour A. Cooper et Richerand, il est déterminé par une débilité ou une atonie de la constitution, des vaisseaux et des ganglions lymphatiques. C'est ne rien nous apprendre sur la nature même de l'affection. M. Andral pense que le tubercule est formé par une gouttelette de pus, ou du moins par un liquide qui en a l'apparence ; cette gouttelette, d'abord sans consistance, acquiert ensuite une fermeté plus grande et finit par présenter l'aspect du tubercule. Les expériences de M. Cruveilhier et de Lallemand, pour démontrer que le tubercule est du pus concret, ne sont pas plus concluantes que celles de M. Andral, car le mode d'évolution et le microscope nous donnent une différence radicale entre les globules purulents et les corpuscules tuberculeux. L'opinion de Broussais, qui pensait que les tubercules résultent d'une maladie des vaisseaux blancs, n'est pas soutenable, car, ainsi que le fait très bien remarquer M. Papavoine, « on a injecté les vaisseaux lymphatiques d'un ganglion tuberculeux comme s'il ne l'eût pas été, et cette expérience paraît démonstrative. »

D'après M. Dalmazzone (1), le tubercule miliaire décrit par Laënnec n'est que le second degré du tubercule ; le premier est constitué par un petit corpuscule rouge ou d'un rouge jaunâtre ayant au plus le volume d'un grain de millet, et tenant au tissu environnant par des *filaments vasculaires*. M. Ch. Baron (2) a fait des observations analogues : il a vu des petits points rouges, d'abord paraissant dus à une infiltration sanguine, qui étaient envahis ensuite par la granulation gélatiniforme, et il en a conclu que la matière tuberculeuse n'est que *du sang sorti des vaisseaux capillaires*, et subissant plus tard diverses transformations.

Comme on le voit par ce court exposé, on a beaucoup discuté sur la nature des tubercules. Est-ce un produit sécrété par les tissus à la manière des corps

(1) *Bulletin des sciences méd.*, août 1829.
(2) *Archiv. génér. de méd.*, t. VI, 1836.

étrangers? est-ce un produit accidentel, organisé et ayant une vie propre?

Pour moi, le tubercule est un produit accidentel, formé par l'exhalation vasculo-capillaire d'un plasma, contenant des molécules gélatineuses en excès qui ont, comme dans les autres parties de l'économie, une tendance marquée à s'imprégner de sels phosphatiques.

Le tubercule se développe par épigénèse, et de toutes pièces, au milieu de tissus refoulés, mais non détruits.

Toute compression violente, ou souvent répétée, des capillaires du poumon, peut faire passer dans le parenchyme de cet organe des molécules de gélatine, si cet élément est en excès dans le sang. Les contusions de la poitrine, une toux opiniâtre, des émotions vives et prolongées, l'arrêt brusque du flux cataménial, en un mot tout ce qui détermine la congestion des vaisseaux pulmonaires, peut occasionner le dépôt de granulations gélatiniformes dans le viscère aérien.

La plupart des anatomo-pathologistes nient l'existence de vaisseaux sanguins dans les tubercules. Pour ma part, je n'en ai jamais rencontré dans les nombreuses injections que j'ai faites; mais cette absence de vascularité ne détruit pas un fait reconnu par tous les médecins : je veux parler du développement des tubercules (1). Cette évolution, qui a ses phases marquées, et dont l'état crétacé n'est, comme le dit M. Louis, qu'une dernière modification de son développement, cette évolution, dis-je, ne peut se faire qu'au détriment du sang, qui fournit successivement des couches de matière tuberculeuse à la granulation primitive. A cet effet, des vaisseaux nouveaux viennent former autour des tubercules, et dans les fausses membranes qui tapissent les cavernes, un réseau artériel extrêmement riche, qui appartient en propre à la production nouvelle ; ils sont créés pour sa nutrition, et destinés, d'après Louis, à favoriser son développement. Cette opinion avait été mise en avant par M. Baron, lorsque M. Natalis Guillot, en injectant ces vaisseaux, est venu renforcer cette assertion, qui a été pleinement démontrée par Valleix (2). L'existence de ces vaisseaux nourriciers explique donc la possibilité d'agir sur les tubercules en leur fournissant les éléments nécessaires à leur induration.

SIÉGE DES TUBERCULES. — Les tubercules sont d'autant plus nombreux et plus avancés dans leur déve-

(1) Le cristallin n'a pas de vaisseaux propres, et cependant il vit et peut passer à l'état crétacé, comme on l'observe dans certaines cataractes ; le tubercule peut donc s'indurer sans être pourvu de vaisseaux sanguins.

(2) *Archiv. génér. de méd.*, 3e série (février, mars, 1841).

loppement qu'on se rapproche davantage du sommet du poumon. Les cavernes les plus vastes et les plus anciennes se rencontrent toujours dans le lobe supérieur. M. Louis observe avec raison que les grandes cavernes sont généralement plus voisines du bord postérieur du poumon que du bord antérieur. Lorsqu'un seul poumon est atteint, c'est plus souvent le gauche que le droit.

Tous les auteurs admettent les faits que je viens d'énoncer, mais là se bornent leurs recherches, et jusqu'ici personne n'a rendu compte des causes de cette disposition. Je vais essayer d'expliquer la présence des tubercules au sommet et à la partie postérieure de l'organe respiratoire, et leur fréquence plus grande à gauche qu'à droite.

Dans l'acte de l'inspiration, l'entrée de l'air dans les bronches est déterminée par l'*agrandissement* de la poitrine ; cet agrandissement est dû au jeu des pièces osseuses mobiles de la cage thoracique ; ces pièces mobiles sont les côtes et le sternum. La colonne vertébrale, qui est immobile, sert de point d'appui aux leviers osseux, et ne participe pas d'une manière directe à l'agrandissement de la poitrine. Lorsque l'air pénètre dans les poumons, les côtes, qui étaient obliquement dirigées d'arrière en avant et de haut en bas, éprouvent un mouvement d'élévation. Le centre du mouvement étant à l'articulation costo-

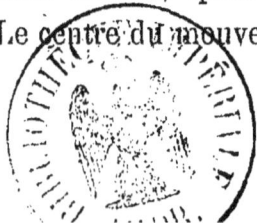

2

vertébrale, le mouvement d'élévation est très peu étendu en arrière, et il devient d'autant plus grand qu'on s'approche plus près de leurs extrémités antérieures. Il est aisé de se convaincre que le mouvement d'élévation des côtes entraîne une augmentation dans le diamètre antéro-postérieur de la poitrine, c'est-à-dire que la distance qui sépare la colonne vertébrale du sternum est augmentée quand les côtes sont soulevées. Le diamètre transversal se trouve agrandi par le mouvement de rotation des côtes autour d'une corde fictive, qui réunirait l'extrémité vertébrale et sternale de ces arcs osseux. Le sternum, auquel les côtes sont fixées en avant, est élevé en même temps que ces dernières, et, de plus, il est projeté en avant. Mais ce mouvement de projection n'est pas le même pour tous les points du sternum. La partie inférieure de cet os est portée plus en avant que la partie supérieure. Ainsi donc, l'agrandissement de la poitrine est plus sensible à la base qu'au sommet, où il est presque nul. Qu'en résulte-t-il ? C'est que le sommet du poumon est comme emprisonné dans une calotte osseuse, que son expansion est bien moins grande qu'à sa partie moyenne et surtout inférieure, et qu'il est, par conséquent, plus facilement hypérémié que ces autres parties.

Cette disposition anatomique explique très bien le développement des tubercules au sommet du poumon plutôt qu'à ses régions moyennes et inférieures.

Comme la colonne vertébrale est complétement immobile au sommet du poumon, et que plus on se rapproche de la partie postérieure des premières côtes, moins on constate de mouvement, il s'ensuit que le bord postérieur du poumon se dilatant encore moins que le bord antérieur, les tubercules doivent être plus fréquents en arrière qu'en avant. Si le poumon gauche est pris plus souvent que le poumon droit, je crois qu'il faut attribuer cette disposition morbide à la présence du cœur, qui vient encore ajouter une nouvelle cause d'hémostase à celle que nous venons de signaler.

Enfin, lorsque les deux poumons sont tuberculeux, le droit l'est plus que le gauche, parce que le malade ne pouvant pas rester couché sur le côté du cœur, mais bien sur le côté droit, il en résulte que ce dernier côté est comprimé et que l'expansion du poumon droit est très incomplète.

RAMOLLISSEMENT DES TUBERCULES. — Après un temps indéterminé, si les tubercules ne peuvent pas passer à l'état crétacé, ils se ramollissent et sont rejetés au dehors par les bronches. La place qu'ils occupaient dans le poumon constitue l'excavation connue sous le nom de *caverne*. Les auteurs ont beaucoup étudié le phénomène du ramollissement. Pour les uns, William Starck, Baillie, Schrœder van der Kolk, Carswell, Laennec, etc., le ramollissement a lieu du centre des tubercules à la circonférence ; pour les autres, MM. Lombard (de Genève) et Andral, il s'opère de la surface au centre.

La cause de ce ramollissement a été interprétée de différentes manières par Broussais, MM. Lombard, Carswell, C. Baron. Les explications données par ces médecins ont toutes été réfutées.

Je pense que le tubercule, qui a une tendance marquée à revêtir la forme calcaire, doit arriver à la décomposition, et par conséquent au ramollissement, lorsqu'il ne reçoit pas les molécules propres à opérer cette transformation. De même que les os courts, avons-nous dit, le tubercule commence son mouvement de crétation par le centre, il n'est donc pas étonnant de voir le ramollissement, c'est-à-dire la décomposition, débuter par le centre, puisque le dépôt phosphatique qui devait se faire en ce point ne peut pas s'effectuer. On peut apprécier déjà la nécessité de fournir à l'économie les matériaux propres à l'accomplissement de ce travail réparateur, et l'utilité de venir en aide à la nature, qui, de son côté, fait tous ses efforts pour atteindre ce but.

Quant aux cavernes, je signalerai en passant la

disposition de la membrane nourricière des tubercules et des vaisseaux sanguins qui l'entourent ; les
cavernes présentent presque toujours des parois fer-
mes ; elles sont tapissées par une membrane molle et
friable dans les excavations récentes ; denses, grisâ-
tres, et presque semi-cartilagineuses dans celles qui
sont anciennes ; elle a un demi-millimètre d'épaisseur, tantôt plus, tantôt moins, et elle est ordinairement recouverte d'une autre membrane fort molle,
jaunâtre ou blanchâtre, rarement continue à elle-
même. Les vaisseaux de nouvelle formation se développent dans les anfractuosités, ainsi que dans toutes
les éminences de ces cavités, jusque dans les houppes
terminales de la membrane interne, et, d'après M. Gri-
solle (1), remplissent, en les colorant, les colonnes si
souvent étendues de l'une à l'autre de leurs parois.
Après l'évacuation de la matière tuberculeuse, la
membrane nourricière des tubercules persiste et devient sécrétante à la manière du périoste des os, et
c'est alors que la cicatrisation des cavernes s'opère.
Cet autre mode de guérison spontanée de la phthisie
pulmonaire a été constaté par Laennec, Rogée,
M. Andral, etc.

Si j'ai tant insisté sur ces détails d'anatomie pathologique, si j'ai cherché à éclaircir quelques points

(1) *Traité de la phthisie.*

obscurs de leur histoire, c'est pour présenter d'une façon intelligible et rationnelle la corrélation qui existe entre les faits théoriques et l'application de ma méthode curative.

II

CAUSES DE LA PHTHISIE

L'étiologie de la phthisie pulmonaire n'est pas encore parfaitement connue. Malgré les travaux sérieux de nos contemporains, les assertions émises sont plus nombreuses que les faits rigoureusement observés. Nous allons indiquer les causes principales qu'on a invoquées pour expliquer le développement des tubercules dans le poumon, et nous verrons qu'elles dérivent toutes d'un excès de gélatine, d'une diminution de phosphate de chaux dans le sang, et d'une hypérémie pulmonaire.

Hérédité. — De toutes les maladies, la phthisie
est celle qui se transmet le plus souvent par la voie
de la génération. Les enfants nés de parents phthisiques ne sont pas voués nécessairement à la maladie
de leurs ascendants, mais le plus grand nombre est
emporté tôt ou tard par la tuberculisation. Pour prévenir cette maladie chez les enfants issus de phthisiques, il est essentiel d'employer de bonne heure et
pendant longtemps les moyens prophylactiques que
j'indiquerai plus loin. Il faut les employer non-seulement dans le cas d'hérédité, mais encore dans tous
les cas où le médecin pressent en quelque sorte dans
l'avenir l'apparition des tubercules. M. A. Latour a
dit : *On est phthisique avant d'avoir des tubercules.*
Cette pensée est profonde et vraie, puisque l'hérédité
est un vice dans les conditions hygiéniques, morales
ou physiques ; telle maladie antérieure, tel tempérament congénital ou acquis, sont autant de causes pré-
disposantes par l'enchaînement naturel des termes de
la série morbide : hyposthénie organique, lympha-
tisme, anémie, etc.

Prédisposition. — La phthisie atteint les hommes robustes et vigoureux, mais elle est beaucoup
plus commune chez les sujets d'une faible constitution
et chez ceux qui offrent les attributs du tempérament
lymphatique. Ces attributs sont les suivants : blan-

cheur de la peau, élongation du corps, longueur du cou, aplatissement et dépression de la poitrine, saillie des omoplates en façon d'ailes, gracilité des membres et du tronc ; irritabilité du système sanguin, vitesse du pouls, rougeur circonscrite des pommettes (ce qui implique toujours une hémostase pulmonaire) ; chaleur au creux des mains après les repas, essoufflement à l'occasion de mouvements précipités.

RAPIDITÉ DE LA CROISSANCE. — On ne saurait imaginer combien un accroissement rapide dispose à la phthisie, surtout lorsque la poitrine ne s'élargit pas en proportion de l'élongation du corps. Tout le phosphate de chaux que l'économie reçoit est employé au développement des os ; la gélatine se trouve alors en excès dans le sang, et son dépôt peut avoir lieu facilement dans le poumon. Si, à cette époque, on fournit aux os les sels calcaires dont ils ont besoin, la gélatine est en proportion convenable, et l'on arrive à prévenir son dépôt dans le parenchyme pulmonaire, c'est-à-dire la tuberculisation.

HYPERTROPHIE DES AMYGDALES. — L'engorgement chronique des amygdales ne permet pas à la respiration de s'accomplir convenablement. La colonne d'air que ces organes laissent passer, lorsqu'ils sont plus volumineux qu'à l'état normal, se trouve considérablement réduite. La poitrine n'élabore qu'une quantité d'air très restreinte et son développement se trouve enrayé ; je dirai même plus, la capacité thoracique diminue à mesure que les tonsilles se développent. Dupuytren, le premier, a remarqué que les enfants dont les glandes tonsillaires étaient hypertrophiées, finissaient par avoir la poitrine déformée. Dans ce cas le thorax s'arrondit en arrière, se rétrécit en avant et s'aplatit sur les côtés. L'amputation des amygdales débarrasse les voies aériennes de cette espèce de barrière, et permet au poumon, et par conséquent à la poitrine, de reprendre ses dimensions régulières.

GENRE DE VIE. — C'est dans le genre de vie que l'axiome *tel air, tel sang*, trouve son application. Les travaux, quels qu'ils soient, qui s'accomplissent dans des lieux renfermés, disposent plus à la phthisie que les occupations en plein air ; il en est de même de la vie luxueuse et déréglée des grandes villes. M. Coste est parvenu à produire à volonté la phthisie chez des chiens et d'autres animaux, en les faisant séjourner longtemps dans des lieux humides, froids et mal éclairés.

DISPOSITION AUX SCROFULES. — La phthisie et la scrofule sont deux maladies qui ont entre elles plusieurs points de ressemblance, aussi le docteur Gola (de Milan) pense-t-il que la phthisie n'est qu'une des modalités nombreuses par lesquelles s'exprime le vice scrofuleux. Dans la première enfance, lorsqu'il n'existe encore que des signes de la scrofule, des engorgements des ganglions lymphatiques, et qu'aucun symptôme n'est apparu du côté de la poitrine, il est déjà temps de prévoir la possibilité de la phthisie, et de lui opposer un traitement soutenu.

CATARRHE DES BRONCHES NÉGLIGÉ. — Tous les médecins s'accordent à reconnaître aujourd'hui que le catarrhe négligé est la cause la plus fréquente de la phthisie pulmonaire. Stoll n'a pas craint de dire qu'*un rhume négligé est une phthisie commencée.* Pour Tissot, il périt plus d'hommes du catarrhe que de la peste. Hufeland évalue au tiers des phthisiques le nombre de ceux dont la maladie a été occasionnée par un catarrhe.

Nous avons dit déjà comment le catarrhe des bronches pouvait déterminer la phthisie. Nous savons que dans la bronchite chronique la désassimilation des sels terreux a lieu par les urines, tandis que la gélatine est éliminée par le poumon sous forme de crachats, et que les molécules gélatineuses qui, sous l'influence d'une hypérémie, passent des capillaires

dans le parenchyme pulmonaire, constituent le tubercule à l'état naissant.

ALLAITEMENT PROLONGÉ. — La phthisie survient
souvent après l'allaitement trop prolongé. Le même
résultat s'observe chez les vaches bonnes laitières :
elles succombent presque toutes à la tuberculisation
pulmonaire. Chez ces animaux, on prolonge la lacta-
tion pendant un an et plus, au lieu de six ou sept
mois.

La phthisie succède quelquefois aux affections pyré-
tiques : les fièvres intermittentes prolongées, les fièvres typhoïdes, la rougeole et la variole, etc.

CONTAGION. — Autrefois, les médecins croyaient
à la contagion de la phthisie. Morgagni, qui avait plus
de science que de courage, n'osait pas ouvrir les cadavres de phthisiques. Aujourd'hui, les médecins
français n'admettent pas la contagion ; en Italie et en
Espagne on a une opinion opposée. Laennec et
M. Andral conseillent, comme mesure de prudence,
aux personnes qui vivent avec les phthisiques, de ne
pas coucher dans la même chambre, surtout à une
époque avancée de la maladie. M. Delamare (1), qui
cite quelques cas de contagion, conclut que dans les

(1) *Abeille médicale,* 24 janvier 1856.

circonstances ordinaires la phthisie n'est pas conta-
gieuse, mais qu'elle peut le devenir dans certaines
conditions spéciales, et qu'il convient de ne pas mul-
tiplier les points de contact des sujets sains avec les
phthisiques, tout en donnant à ces derniers les soins
assidus que leur état réclame, et sans nuire au soulagement qu'ils ont le droit d'attendre de ceux qui les
entourent.

Le fait initial et essentiellement pathogénique qui
domine les causes que nous venons de passer en revue,
c'est toujours le défaut d'équilibre entre la proportion
de la gélatine et des sels terreux qui sont en dissolution dans le sang. En fournissant au liquide nourri-
cier les éléments nécessaires au développement des
os, nous avons une presque certitude de prévenir la
phthisie. D'autre part, si les granulations gélatineuses
sont déjà déposées dans le parenchyme pulmonaire,
on peut favoriser leur induration et les rendre complétement inertes à l'aide de mon traitement.

III

SYMPTOMES

. Nous admettons deux périodes dans la phthisie : la première comprend la formation et l'évolution des tubercules ; la seconde, le ramollissement et la déliquescence de ces agents morbides. Les symptômes sont fournis par les voies respiratoires, les voies digestives, la fièvre, l'état des ongles, le liséré gingival.

Nous allons les examiner.

Toux. — Dans la phthisie pulmonaire, la toux est un des symptômes les plus importants. Quelques malades toussent peu ; chez d'autres, après avoir existé pendant quelque temps, la toux cesse complétement, pour réapparaître dans la dernière période. Voici pour l'exception, car, dans la majorité des cas, elle est très incommode, revient par quintes, détermine de l'étouffement et des vomissements ; elle est surtout pénible pendant la nuit, elle cause des insomnies fatigantes ; d'une manière générale on peut dire que la toux est proportionnée à l'intensité de la maladie.

EXPECTORATION. — Au début de la phthisie, la toux est ordinairement sèche ; il survient ensuite une expectoration muqueuse ; les malades croient être affectés d'un simple rhume et ne se soignent nullement. Dans la seconde période, les crachats éprouvent divers changements : ainsi, de blancs et presque salivaires qu'ils étaient, ils deviennent verdâtres, opaques, privés d'air et striés de lignes jaunes qui leur donnent un aspect panaché ; plus tard, les crachats sont arrondis, nummulaires et homogènes. Après s'être montrés plus ou moins longtemps d'un jaune verdâtre, les crachats deviennent d'un gris sale, sanguinolents, ou sont entourés d'une auréole rosée.

HÉMOPTYSIE. — L'hémoptysie, ou hémorrhagie pulmonaire, a été observée de tout temps dans la phthisie. Jusqu'ici personne n'a pu en indiquer le mécanisme. M. Louis lui-même reconnaît qu'il est

impossible de s'en rendre compte. Nous serons peut-
être plus heureux, si nous remontons à la disposition
anatomique des vaisseaux pulmonaires et bronchiques
relativement aux bronches elles-mêmes.

Dans l'épaisseur du poumon, de même qu'à sa
racine, les artères et les veines pulmonaires marchent
toujours à côté des tuyaux bronchiques; la commu-
nication des artères avec les veines pulmonaires et
avec les divisions des bronches est facile à constater :
l'injection la plus grossière, poussée avec une force
médiocre, passe avec la plus grande facilité des
artères dans les veines pulmonaires et dans les bronches (1); les parties enflammées seules paraissent
imperméables ; les injections poussées par les veines
pulmonaires ne passent jamais dans les artères,
quoique le premier ordre de ces vaisseaux ne renferme pas de valvules; enfin, les injections poussées
dans les tuyaux bronchiques ne passent ni dans les
artères, ni dans les veines; les artères et les veines
pulmonaires communiquent avec les artères et les
veines bronchiques. Cette question a été mise hors
de doute par les observations de Haller, Sœmmering,
Reisseisen et Meckel.

Ces faits admis, nous en déduirons les conclusions
suivantes : nous savons que des vaisseaux nouveaux

(1) Cruveilhier, *Anatomie,* t. III, p. 478.

se forment autour des tubercules ; la congestion sanguine, en ce point, doit être nécessairement très
intense ; lorsque les capillaires sont distendus outre
mesure, le sang se livre un passage à travers les
bronches, et son expulsion constitue l'hémoptysie.

Dans tous les cas de pneumorrhagie non traumatique le poumon est congestionné, et la perte de
sang se produit par le même mécanisme que dans la
phthisie. Au début de la pneumonie, les malades cra-
chent le sang ; mais lorsque l'inflammation des poumons est intense, l'expectoration cesse d'être san-
guinolente. Ce fait confirme les expériences de
M. Cruveilhier sur les vaisseaux pulmonaires et ma
théorie de l'hémoptysie.

DYSPNÉE. — Chez les phthisiques, la difficulté de
respirer coïncide ordinairement avec l'apparition de
la toux ; elle se traduit par un sentiment d'oppres-
sion à la partie moyenne de la poitrine ; quelquefois
la gêne de la respiration se fait sentir plutôt d'un
côté que de l'autre.

DOULEURS DANS LA POITRINE. — La tuberculisation
ne détermine aucune douleur par elle-même ; il faut
les rapporter soit à des pleurésies partielles, soit à
des névralgies intercostales, qui ont été parfaite-

ment décrites par Bassereau (1) et par Valleix (2).

APHONIE. — L'aphonie résulte de la destruction des cordes vocales du larynx à la suite d'ulcérations ; lorsque ces ulcérations sont superficielles, le malade éprouve de la douleur au niveau du larynx ou le long de la trachée, une sensation de sécheresse à la gorge, et enfin de l'enrouement ; la dysphonie est un symptôme très important et qui est presque constant. M. Czermak (3) est arrivé à fixer par la photographie les images laryngoscopiques ; le diagnostic et le traitement des maladies de l'organe de la voix gagneront à cette belle découverte.

FONCTIONS DIGESTIVES. — Au début de la phthisie, l'appétit n'est pas modifié ; il diminue avec les progrès de la maladie, et s'anéantit complétement lorsque la fièvre s'allume ; la muqueuse gastrique présente alors des lésions plus ou moins profondes qui se traduisent par des nausées, des vomissements bilieux, de la pesanteur, de la chaleur et de la douleur à l'épigastre ; la langue se couvre d'une exsudation blanchâtre, mince et facile à enlever. Ces symptômes peuvent être plus ou moins marqués ; mais celui qui

(1) *Thèse de Paris*, 1840.
(2) *Traité des névralgies*. Paris, 1841.
(3) *Académie des sciences*, 25 novembre 1861.

existe toujours, c'est la diarrhée; elle peut apparaître à toutes les époques de la maladie, et sa cause réside dans les lésions du gros intestin.

FIÈVRE. — La fièvre se montre ordinairement dans la seconde période; elle simule assez bien une fièvre intermittente quotidienne, et c'est à ce moment surtout que se montrent les sueurs nocturnes.

SUEURS NOCTURNES. — Ces sueurs sont tellement remarquables, qu'on les a considérées de tout temps comme un des symptômes les plus importants de la tuberculose; elles se présentent pendant le sommeil, le plus souvent le matin, et se manifestent plus particulièrement sur la face, le cou, la poitrine et la paume des mains; ces sueurs engendrent une soif plus ou moins forte et une vitesse considérable du pouls. C'est surtout à ce moment que l'amaigrissement fait des progrès rapides; la face pâlit, ainsi que tout le reste du corps, et la coloration rouge des pommettes n'a lieu que pendant les redoublements.

ÉTAT DES ONGLES. — Depuis Hippocrate, on a remarqué que les phthisiques avaient les ongles recourbés, que l'extrémité de la dernière phalange paraissait gonflée et en forme de massue. Je reconnais avec M. Vernois que cette disposition des ongles n'appartient pas exclusivement à la phthisie, mais on la rencontre chez tous les phthisiques; il faut donc tenir compte de ce symptôme.

LISÉRÉ GINGIVAL. — Le liséré gingival est un symptôme important et peu connu; c'est un état particulier des gencives qui a été signalé et vivement recommandé à l'attention des médecins par le docteur Thompson (1). Voici en quoi il consiste. Le bord libre des gencives est plus foncé en couleur que les parties voisines, et a un aspect festonné; la largeur de ce liséré est variable : ce n'est quelquefois qu'une ligne très étroite, ailleurs il a plus de 2 lignes de largeur. A mesure que l'affection avance, et que ses caractères se prononcent davantage, ce liséré prend une couleur qui rappelle le vermillon; habituellement il est prononcé autour des incisives, mais on le voit fréquemment aussi au pourtour des molaires. Dans les cas où il est expressément prononcé, il s'accompagne assez souvent d'une hypertrophie des gencives.

On distingue facilement ce liséré de la rougeur des gencives, qui peut être produite par d'autres causes, à l'aide des caractères suivants : dans la gingivite qui se produit sous l'influence du mercure ou de l'iode, la rougeur est beaucoup plus diffuse, ou, si

(1) Lecture on consumption.

elle est bornée au bord libre des gencives, elle ne se perd pas aussi insensiblement dans la coloration des parties voisines.

Lorsque la rougeur des gencives est due uniquement à l'accumulation du tartre, l'aspect irrégulier, comme déchiqueté, du rebord gingival, est un caractère distinctif suffisant.

M. Dutcher, médecin à Énon-Valley (Pensylvanie), a examiné attentivement, depuis huit ans, les gencives de tous les sujets atteints de phthisie pulmonaire qu'il a traités. Sur ces malades, dont le chiffre total est de cinquante-huit, quarante-huit présentaient le liséré en question. Le docteur Dutcher l'a rencontré plus fréquemment chez les hommes que chez les femmes, et il a remarqué qu'il se produisait à une époque moins avancée de la phthisie chez les sujets jeunes que chez les personnes plus âgées. Il précède quelquefois de deux ou trois ans tous les autres symptômes de la phthisie ; mais, le plus souvent, son apparition ne tarde pas à être suivie de l'explosion de la tuberculisation caractérisée. Cinq fois seulement M. Dutcher a vu le liséré se produire à une période avancée de la maladie qui nous occupe.

D'après les observations qu'il a eu occasion de faire, M. Dutcher se croit autorisé à formuler les propositions suivantes :

1° Le liséré gingival de Thompson est un signe infaillible de la diathèse tuberculeuse.

2° Lorsqu'il existe, quelque obscurs que soient tous les autres symptômes, on peut annoncer d'une manière certaine l'apparition prochaine de la phthisie confirmée.

3° Si, dans le traitement des phthisiques, on voit le liséré d'abord existant disparaître sous l'influence de la médication employée, c'est un signe certain d'amélioration, et il est suffisant pour faire porter un diagnostic favorable.

4° Lorsque le liséré, développé d'abord autour des incisives, s'étend graduellement autour des molaires, en dépit du traitement employé, le pronostic est défavorable, et il faut s'attendre à une terminaison rapidement fatale lorsque la coloration du liséré passe du rouge vif au rouge sombre ou pourpre.

5° Lorsque le liséré n'existe pas, on peut espérer, quels que soient les symptômes généraux, que la santé n'a pas reçu une atteinte très profonde; que le malade pourra, en employant des remèdes appropriés, recouvrer un état de santé relatif, et que l'on pourra ainsi prévenir ou retarder le développement des tubercules pulmonaires.

IV

DIAGNOSTIC

Dans la dernière période de la phthisie, le diagnostic est très facile; dans la première période, la difficulté est d'autant plus grande, qu'on se rapproche davantage du début de la maladie. A ce degré de la phthisie, il faut analyser avec soin tous les symptômes, les grouper, étudier leur mode de succession, et s'attacher même à ceux qui paraissent les moins significatifs. Il est très important de diagnostiquer la maladie dès son début, puisque, sous l'influence de mon traitement, j'ai la certitude d'en obtenir la curation.

Lorsqu'un sujet éprouve depuis quelques semaines une toux sèche, ou qui, lorsqu'elle est humide, provoque l'expulsion de crachats clairs, mousseux et blancs; si, en même temps, il a des sueurs nocturnes et un peu de gêne de la respiration ; si enfin il a un peu maigri, bien que l'appétit soit conservé et qu'il n'existe ni fièvre ni diarrhée, on doit craindre la phthisie. Ces symptômes peuvent exister pendant un temps plus ou moins long, puis disparaître complétement. Les symptômes précédents étant donnés, si l'on a recours à l'auscultation et à la percussion de la poitrine, on trouve, sous l'une ou l'autre clavicule ou à la région sus-scapulaire, soit une faiblesse, soit une altération quelconque du bruit respiratoire ; si le même point percuté produit un son, même légèrement diminué, on doit croire à l'existence de la phthisie.

L'auscultation de la voix peut être aussi d'un grand secours : si son retentissement est plus prononcé d'un côté que de l'autre, le diagnostic s'élève à un haut degré de certitude. L'hémoptysie survenant dans de pareilles conditions, il n'est pas permis d'élever un doute sur la présence des tubercules dans le poumon. Lorsque l'hémoptysie arrive au milieu des apparences de la santé et qu'on ne peut la rattacher à aucune maladie, elle est un signe très important, car, sur plus de 2400 tuberculeux, M. Louis ne l'a vue manquer qu'une seule fois.

A une époque un peu plus avancée, lors même que la sonorité de la poitrine n'est pas encore altérée, on peut noter quelques modifications dans le murmure vésiculaire : il peut être plus faible ou plus fort, ou bien c'est l'expiration qui, douce et à peine marquée à l'état physiologique, devient dure, rude, et se prolonge de manière à égaler ou dépasser la durée de l'inspiration elle-même. Cette donnée, qui revient à Jackson (de Boston) (1), a été considérée comme très importante, surtout lorsqu'elle se produit à gauche sans exister à droite, la bronche droite étant plus volumineuse que la gauche.

En résumé, lorsqu'on trouve une toux sèche, persistante, sans cause appréciable, des crachats clairs, des douleurs sur les côtés de la poitrine ou entre les deux épaules; s'il y a hémorrhagie pulmonaire, obscurité du son à la région sous-claviculaire, affaiblissement ou altération des bruits respiratoires dans le même point, — le reste de la poitrine étant dans l'état normal, — si enfin le liséré gingival existe, on peut être certain qu'on a affaire à un sujet dont le poumon renferme des tubercules à l'état de crudité.

Dans la seconde période, le diagnostic est très facile, parce que tous les symptômes sont nettement accusés. Les crachats, l'amaigrissement, la diarrhée,

(1) *Mémoires de la Société méd. d'observ.*, t. I. Paris.

les ongles, fournissent des signes très importants ;
l'auscultation et la percussion donnent des signes
positifs : la matité, remplacée quelquefois par une
exagération du son pulmonal quand la caverne est
superficielle ; le bruit de pot fêlé, le gargouillement,
la respiration caverneuse, la pectoriloquie, et, quand
l'excavation est considérable, la respiration ampho-
rique et le tintement métallique. C'est à cette époque
qu'on rencontre les ulcérations du larynx et de l'épi-
glotte ; ces lésions, qui causent la dysphonie, sont
dignes d'attention, puisque, à peu d'exceptions près,
elles ne se montrent que dans le cours de la phthisie
pulmonaire. Il faut noter aussi chez tous les phthisiques la sérénité de l'esprit, l'insouciance pour tout
ce qui concerne la santé, le refus de croire à la phthisie, et la manie de faire des projets d'avenir.

V

TRAITEMENT

« Lorsqu'on entreprend le traitement d'une phthi-
» sie pulmonaire, dit Hufeland (1), il ne faut pas,
» comme font la plupart des médecins, se laisser do-
» miner par l'idée que la guérison présente peu de
» chances, car un pareil doute brise le courage, pa-
» ralyse les ressources de l'esprit, et éteint jusqu'au
» désir de rien entreprendre. On doit, au contraire,
» se persuader que *toute phthisie, même la puru-*
» *lente, est curable.* Ainsi, ne perdons jamais ni l'es-

(1) *Manuel de méd. prat.*, p. 800.

» pérance ni le courage, et faisons tout ce qui dépend
» de nous pour atteindre le but. »

Encouragé par ces conseils, partis d'un noble cœur,
je me suis mis à l'œuvre, et les succès que j'ai obtenus me font une obligation de persévérer dans la voie
que je me suis tracée.

Pour bien saisir la portée théorique de ma méthode
curative et prophylactique, je crois qu'il est indis-
pensable de rappeler les traitements qui ont été préconisés jusqu'à ce jour. Le simple examen prouvera
qu'ils ne reposent sur aucune donnée intelligente de
la maladie qui nous occupe, et qu'ils sont presque
tous des remèdes empiriques. Ce sont :

Les *antiphlogistiques*, employés par Broussais, et
dont on a tant abusé; loin de guérir les malades, ils
hâtent la marche de l'affection. Il en est de même des
vésicatoires, des cautères, des sétons et des moxas.

Les *purgatifs*, reconnus, après expérience, comme
inutiles et même nuisibles.

Le *chlore* en fumigation, qui excite la toux, provoque les hémoptysies et allume la fièvre.

L'expérience n'a reconnu aucune utilité au sous-
carbonate de potasse proposé par M. Pascal (de Strasbourg), ni au sel ammoniac donné par le docteur
Cless (de Stuttgard), ni à la digitale, ni à l'acide

cyanhydrique, ni à la compression de la poitrine. Le proto-iodure de fer, préconisé par M. Dupasquier (de Lyon), n'a été reconnu par M. Louis d'aucune espèce d'utilité; on n'a jamais obtenu de guérison avec l'é-métique à faible dose prôné par M. Bricheteau, ni avec l'iode, ni avec les iodures, qui réussissent si bien dans la scrofule.

Avicenne conseillait le sucre comme palliatif de la phthisie. Un médecin américain, le docteur Cal-wright (1), prétend avoir guéri des phthisiques avec la même substance : il envoie ses malades passer plusieurs heures par jour dans une fabrique de sucre. Il dit que les vapeurs sucrées qui en émanent pro-duisent presque instantanément l'enrayement de la phthisie. Si ce moyen n'est pas efficace, il a au moins le mérite d'être facile et agréable.

M. Beau (2), n'ayant pas rencontré de phthisiques chez les ouvriers qui manient le plomb, a conçu l'idée de combattre la diathèse tuberculeuse par l'empoi-sonnement saturnin. M. Beau fait administrer des pilules contenant 10 centigrammes de céruse, et, par une augmentation rapide, il est arrivé à en donner huit par jour. On en suspend l'usage ou l'on en dimi-nue la dose aussitôt qu'il se manifeste de l'arthralgie, ou à l'apparition du liséré, de l'analgésie, et du teint

___

(1) *Revue de thérap.*, avril 1853.
(2) *Union médicale*, juin 1859.

ictéroïde, qui caractérisent le premier degré de l'empoisonnement par le plomb. M. Beau peut avoir raison, mais je me suis bien gardé d'employer ce genre de médication.

L'Académie de médecine de Turin vient de couronner un mémoire du docteur Parola, qui regarde le seigle ergoté comme l'agent le plus actif dans le traitement de la phthisie. M. Parola administre l'ergot de seigle en poudre, à la dose de 2 grammes par jour, en ayant soin de suspendre le médicament pendant quarante-huit heures, après chaque période de quatre ou cinq jours de son administration.

L'ergot de seigle peut être utile dans l'hémoptysie, il peut encore agir dans la phthisie en diminuant les battements du cœur, en prévenant la congestion pulmonaire, mais de là à la guérison il y a bien loin.

M. Aussandon, dans un mémoire présenté à l'Académie de médecine, dit que les boulangers, les vidangeurs, les ivrognes et autres gens qui dorment le jour et veillent la nuit, supportent mieux que d'autres les derniers accidents de la phthisie. Considérant que c'est surtout entre le coucher et le lever du soleil que les symptômes chez les tuberculeux sont portés au plus haut degré, M. Aussandon a pensé qu'il pouvait être utile de faire reposer les phthisiques pendant le jour et de les tenir éveillés pendant la nuit. En même temps, ce médecin fait prendre des bains émétisés et applique cinq cautères sous chaque aisselle.

Ce traitement peut déterminer une modification dans l'intensité des sueurs, mais rien ne prouve qu'il soit curatif.

Je citerai pour mémoire l'huile de naphte, employée en Angleterre par le docteur Hastings et Wilson ; le caoutchouc par M. Haller, de Presbourg (une circonstance qui ferait croire au peu d'efficacité de ce moyen, c'est que le caoutchouc n'est nullement absorbé) ; l'oxygène naissant, la vapeur de charbon, etc., etc.

Les moyens les plus employés aujourd'hui sont l'huile de foie de morue, l'iode, les escargots et les eaux minérales naturelles.

HUILE DE FOIE DE MORUE. — L'huile de foie de morue, qui est employée de temps immémorial en Angleterre, en Hollande, en Westphalie et sur tout le littoral du nord de l'Allemagne dans le traitement du rhumatisme et du rachitis, fut essayée dans la phthisie par M. Pereira (de Bordeaux) ; M. Trousseau a répété les expériences de M. Pereira, et cet habile médecin n'a reconnu d'amélioration notable que dans un très petit nombre de cas.

L'IODE, porté dans les ramifications bronchiques

par de fortes aspirations, est, d'après M. Danger (1),
de tous les corps connus celui qui présente les conditions les plus favorables au traitement de la phthisie. Dans son travail, M. Danger s'efforce de prouver
que la propriété déshydrogénante de l'iode décom-
pose les matières organiques avec lesquelles il est en
contact.

M. Piorry (2) recommande aussi les inspirations
d'iode et l'administration à l'intérieur de l'iodure de
potassium.

J'ai employé très souvent l'iode et l'iodure de potassium, et toujours sans succès. Dans quelques cas
la phthisie semblait enrayée : ainsi la toux, la fièvre
et les sueurs disparaissaient, mais, hélas ! pour peu
de temps, et lorsque je croyais toucher au but, les
accidents revenaient avec plus d'intensité, la fonte
tuberculeuse était activée, et la mort arrivait rapidement.

L'iode doit favoriser la formation des cavernes, et
je crois que sa présence dans ces excavations, si tou-
tefois sa vapeur y pénètre, loin de favoriser leur cicatrisation, active la désorganisation du poumon. Je
pense donc que l'emploi de l'iode doit être banni du
traitement de la phthisie, mais qu'on peut l'utiliser

(1) *Académie de médecine*, 9 août 1853.
(2) *Clinique de la Pitié*, 1853.

dans les laryngites et dans certaines bronchites : dans ces affections, la muqueuse pharyngo-bronchique peut être heureusement modifiée.

ESCARGOTS. — Après vingt-huit années de pratique, dont seize passées à l'hôpital de Mataro, le docteur Joachim Pascal a reconnu que le traitement qui lui avait fourni les plus heureux résultats était le mucilage d'escargots à haute dose. Dans les cas désespérés, il fait prendre au malade un escargot cru, et il va ainsi progressivement jusqu'à en faire manger trente en une seule fois. « Qui n'a pas expérimenté l'usage thérapeutique de ces mollusques, dit ce médecin espagnol, ne peut croire aux effets salutaires qu'ils produisent dans ces cas graves. » Il a vu les diarrhées colliquatives cesser comme par enchantement, et les symptômes les plus alarmants disparaître avec rapidité. Cette médication a fourni au docteur Pascal des succès qu'il n'a jamais obtenus par les moyens préconisés dans ces derniers temps, tels que les inspirations de vapeurs iodées et chloro-iodées, l'éther hydriodique, les préparations de brome, l'huile de foie de morue, l'iodure d'amidon, etc.; dans la plupart des cas, il n'a guère eu à se louer de tous ces médicaments.

Hélicine. — M. Delamarre (1) a adressé à l'Académie de médecine un mémoire sur le traitement et la guérison radicale de la phthisie pulmonaire par l'emploi de l'hélicine ou mucilage concentré provenant des limaçons (*Helix*).

Les différentes préparations du limaçon, dont un usage ancien et la pratique populaire avaient autrefois généralisé l'usage dans les maladies de poitrine, doivent leur discrédit au mauvais mode d'administration et à l'insuffisance des doses. Les expériences qu'a faites le docteur Delamarre lui ont démontré que l'hélicine, qui se trouve presque impuissante toutes les fois qu'elle est administrée en bouillons légers ou sirops, devient au contraire un moyen puissant lorsqu'elle est suffisamment concentrée pour être administrée à haute dose sur un petit volume ; l'auteur de ce mémoire prétend avoir obtenu, à l'aide de cette substance, la guérison radicale d'un grand nombre de phthisies tuberculeuses avec cavernes bien constatées.

Eaux minérales. — Les eaux minérales naturelles, telles que celles du Mont-Dore et celles des Pyrénées, sont un utile modificateur de la diathèse tuberculeuse et de la phthisie déclarée ; si, dans bien des cas, leur

(1) *Académie de médecine*, séance du 2 mai 1853.

usage n'a pas amené de bons résultats, c'est qu'on ne
s'est pas toujours bien occupé de l'opportunité de
leur indication. Les observations de Bordeu prouvent
qu'on peut obtenir la curation de la phthisie pulmonaire à l'aide des eaux des Pyrénées. Presque tous les
malades qui se rendent aux eaux de Baréges, de
Cauterets, de Bonnes, de Saint-Sauveur et du Mont-
Dore, éprouvent un soulagement marqué si l'affection est à la première période ; mais quand la phthisie
est confirmée, qu'elle s'accompagne d'expectoration
purulente, de fièvre hectique, de sueurs, de diarrhée,
les eaux minérales, même celles de Bonnes, qui sont
les plus douces de toutes, accélèrent plutôt qu'elles
ne retardent la marche de la maladie.

. En exposant ma méthode curative, je reviendrai sur
l'action thérapeutique de l'huile de foie de morue,
des escargots et des eaux minérales, qui, jusqu'ici,
ont été employés empiriquement. Je montrerai leur
véritable mode d'action sur les tubercules, et l'on
verra que les succès obtenus avec ces divers agents
sont une justification complète de ma théorie et de
mon traitement de la phthisie par la POUDRE SALINO-
CALCAIRE.

POUDRE SALINO-CALCAIRE. — La nature est toujours
et essentiellement réparatrice ; ce n'est qu'en l'imitant

ou en lui venant en aide qu'on peut obtenir la gué-rison des maladies.

Dans la phthisie, cette loi de réparation se traduit par l'induration des tubercules, ce qui les rend inertes et inoffensifs.

Que doit-on faire lorsqu'on se trouve en présence d'un phthisique ? Doit-on favoriser la fonte des tuber-cules, hâter la formation des cavernes et la mort ? ou doit-on suivre la voie tracée par la nature, c'est-à-dire chercher à obtenir l'induration de la matière tuberculeuse, en fournissant au sang les matériaux propres à cette transformation ? J'ai adopté sans peine cette dernière idée, et, après de nombreux essais, je suis arrivé à formuler un traitement qui m'a donné des résultats extraordinaires.

Sous le nom de POUDRE SALINO-CALCAIRE, j'ai réuni des substances bien connues en médecine, mais qu'on n'avait pas encore employées dans le traitement de la phthisie. Ces substances, qui sont exactement celles qu'on rencontre dans les *os* et dans les *tubercules*, sont d'une innocuité reconnue, d'une administration très facile, et c'est à bon droit qu'on peut dire de leur action : *similia similibus curantur*.

Voici la composition de cette poudre :

Phosphate de chaux.........	14 parties.
Carbonate de chaux.........	6 —
Bicarbonate de soude........	2 —
Lactate de fer.............	0,1 —

Mon ami le docteur Servaux, pharmacien à Paris, rue du Château-d'Eau, 72, a bien voulu se charger de la préparation de ce médicament. Les éléments qui entrent dans sa composition sont fabriqués avec le plus grand soin par ce chimiste aussi savant que modeste.

Le phosphate de chaux que j'emploie se dissout rapidement et complétement dans l'eau légèrement acidulée ; or, les sucs de l'estomac étant franchement acides, le phosphate peut donc s'y dissoudre et devenir facilement absorbable.

Le mémoire présenté à l'Académie le 7 avril 1856, par M. A. Milne Edwards, et les recherches expérimentales de M. Gosselin à l'hôpital Cochin, prouvent d'une manière péremptoire que le phosphate de chaux est porté dans le torrent de la circulation, qu'il accélère le travail d'ossification dans les cas de fracture, et que ce sel n'exerce aucune action fâcheuse sur l'économie. Ces messieurs employaient le phosphate de chaux provenant de la calcination des os ; ce sel

est très peu soluble, tandis que celui qui entre dans
la POUDRE SALINO-CALCAIRE est d'une solubilité très
grande, et par conséquent d'une assimilation très
facile.

Le phosphate de chaux est également très soluble
dans l'eau chargée d'acide carbonique : on sait que
des lames d'ivoire, enfermées dans des bouteilles
d'eau de Seltz, s'y sont ramollies en vingt-quatre
heures, tout comme dans l'acide chlorhydrique dilué.
Cette propriété explique, d'après MM. Dumas et Las-
saigne (1), le transport du phosphate de chaux dans
les plantes. Elle explique comment les os se désagrè-
gent et se dissolvent, abandonnés sur le sol, sous
l'influence prolongée de l'eau de pluie chargée d'acide
carbonique ; elle montre comment, dans l'économie
animale, les os peuvent se redissoudre par l'action du
sang veineux, qui est si riche en acide carbonique.

M. Chossat nourrit des pigeons avec des grains
choisis un à un, de manière à supprimer les substances minérales de l'alimentation, et il remarque
que les os de ces oiseaux deviennent minces et fra-
giles, tandis que si on leur donne en même temps des
sels calcaires, il n'arrive rien de semblable.

D'après ce qui précède il est facile de comprendre
que le phosphate de chaux ingéré est d'abord dissous

(1) *Académie des sciences*, 30 novembre 1846.

par le suc gastrique, et qu'ensuite il est tenu en dissolution dans le sang à l'aide de l'acide carbonique que ce liquide contient.

Dans la composition de ma poudre nous voyons figurer le bicarbonate de soude, tandis que dans les analyses que nous avons données des os et des tubercules, nous trouvons de l'hydrochlorate de soude. Je vais expliquer ce fait, et prouver qu'en donnant du bicarbonate de soude, le malade absorbe réellement de l'hydrochlorate de cet oxyde. Pour M. Lambossy (1), le bicarbonate de soude, mis en contact avec l'acide hydrochlorique de l'estomac, est transformé en hydrochlorate de cette base, et l'économie reçoit alors de l'hydrochlorate de soude.

Si l'on se demande pourquoi l'huile de foie de morue, les escargots et les eaux minérales modifient et guérissent quelquefois la phthisie pulmonaire, il est bien facile de répondre.

L'huile de foie de morue et toutes les huiles de poisson doivent leur propriété curative au phosphore qu'elles contiennent, et non pas à l'iode qu'on y rencontre ; car toutes les huiles végétales plus ou moins iodées ne fournissent aucun résultat dans le traite-

(1) *Considérations physico-chimiques relatives à l'absorption des médicaments minéraux*, thèse. Strasbourg, 22 avril 1836.

ment de la phthisie, tandis que dans la scrofule elles
sont des succédanées des huiles de morue.

Quant aux escargots et aux autres coquillages employés à haute dose, on ne peut raisonnablement
admettre leur action sur la marche des tubercules
qu'à la condition de reconnaître l'influence du phosphate et du carbonate de chaux que ces animaux contiennent en si grande quantité.

Les eaux minérales tiennent en dissolution des
phosphates et des carbonates calcaires, et si leur efficacité n'est pas certaine dans la phthisie, c'est que
la proportion de ces sels n'est pas assez considérable,
et que les autres principes qu'elles tiennent en dissolution possèdent des propriétés assez excitantes pour
détruire les bénéfices obtenus par l'assimilation des
sels calcaires; je pense que ces mêmes eaux, prises
avec beaucoup de prudence et concurremment avec
la POUDRE SALINO-CALCAIRE, peuvent être d'une utilité
incontestable dans le traitement de la tuberculisation.

Le traitement que je viens d'indiquer pour obtenir
l'induration des tubercules doit être employé, même
lorsqu'il y a des cavernes dans le poumon. En effet,
les cavernes existent toujours concurremment avec
des tubercules en plus ou moins grand nombre; il
faut donc prévenir le ramollissement de ces derniers,
et chercher à obtenir la cicatrisation des excavations
pulmonaires. Si l'on se rappelle que les excavations

sont tapissées par une membrane sécrétante, qui reçoit des vaisseaux nombreux, on comprendra facilement que, sous l'influence de la POUDRE SALINO-CALCAIRE, cette membrane, qui a déjà de la tendance à revêtir la forme semi-cartilagineuse, subisse une transformation qui la mette à l'abri de toute désorganisation. Lorsque cette membrane est ainsi modifiée, les parties du poumon qui enveloppent la caverne ne peuvent plus être détruites, et leurs mouvements d'expansion, en rapprochant les parois des excavations, facilitent l'oblitération des cavernes.

L'hémoptysie, les douleurs thoraciques, la diarrhée et les sueurs nocturnes sont des accidents qui réclament un traitement spécial : l'hémoptysie cède assez facilement au perchlorure de fer; les douleurs thoraciques seront combattues par les ventouses scarifiées ou par une petite application de sangsues, ou par des vésicatoires pansés avec la morphine, selon que les douleurs résulteront d'une phlegmasie pleurale ou d'une névralgie intercostale. La diarrhée se présente rarement lorsqu'on fait usage de la POUDRE SALINO-CALCAIRE; mais lorsqu'elle persiste, j'emploie avec succès des lavements avec : eau, 100 grammes; azotate d'argent, 15 centigrammes.

Lorsque les sueurs sont intermittentes ou non, je donne au malade la poudre de Dover à la dose de 40 à 50 centigrammes le soir; et chaque fois j'ai ob-

servé qu'elle avait pour effet non-seulement de les
prévenir, mais encore de prédisposer au sommeil et
de calmer la toux. La poudre de Dover, qui est considérée comme sudorifique, est cependant le remède
qui m'a le mieux réussi pour arrêter les sueurs des
phthisiques. Quoique son action soit homœopathique,
je la crois préférable au moyen qu'employait le docteur Nasse, qui faisait peindre tous ses malades à
l'huile.

MODE D'ADMINISTRATION DE LA POUDRE SALINO-CAL-
CAIRE. — Aux adultes, je fais prendre deux cuillerées
à café de POUDRE SALINO-CALCAIRE par jour : l'une, le
matin, et l'autre entre les deux repas. Chaque cuillerée à café de poudre est délayée dans un demi-verre
d'eau sucrée, à laquelle on ajoute une cuillerée à café
d'eau distillée de laurier-cerise.

Pour prévenir la phthisie chez les enfants issus de
tuberculeux ou dont la croissance est trop rapide, et
chez ceux qui présentent les attributs du vice scrofuleux, chez les femmes qui nourrissent et surtout chez
celles qui ne sont pas robustes, je conseille une seule
cuillerée à café de POUDRE SALINO-CALCAIRE en deux
ou trois fois dans la journée. Ce traitement doit être
suivi pendant longtemps, et il est avantageux de le
suspendre un jour ou deux s'il détermine de la con-
stipation, et d'administrer alors un peu de rhubarbe.

La POUDRE SALINO-CALCAIRE est encore indiquée dans toutes les affections où l'huile de foie de morue est administrée : elle est plus active et bien moins dés-agréable que les huiles de poisson ; elle réussit parfai-tement aussi dans les cas de chloro-anémie, dans les convalescences longues, dans la scrofule avec ramol-lissement des os, dans la carie et dans l'oxalurie.

Dans la seconde partie de ce travail, je donnerai les nombreuses observations que j'ai recueillies, et j'y joindrai celles que mes confrères voudront bien me faire l'honneur de m'adresser dans l'intérêt de la science et de l'humanité.

MM. les médecins sont priés d'adresser leurs observations au docteur Jules Boyer, 5, boulevard de Denain (en face de la gare du Nord), à Paris.

Les malades seront reçus de deux heures et demie à quatre heures.

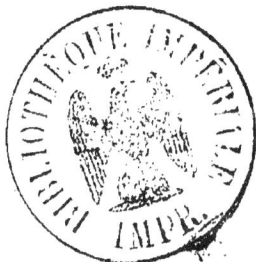

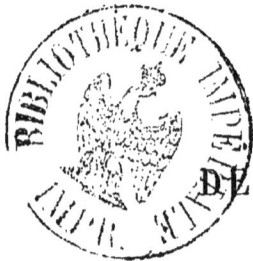

TABLE

DES MATIÈRES

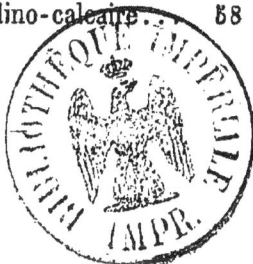

www.ingramcontent.com/pod-product-compliance
Lightning Source LLC
Chambersburg PA
CBHW070805210326
41520CB00011B/1833